LA MÉDECINE

SON ESPRIT ET SA MISSION
SON CARACTÈRE D'ART ET DE SCIENCE.

DISCOURS D'OUVERTURE

DU

COURS DE CLINIQUE MÉDICALE

PRONONCÉ LE 19 NOVEMBRE 1861

PAR

LE PROFESSEUR CH. SCHÜTZENBERGER.

STRASBOURG

IMPRIMERIE DE G. SILBERMANN, PLACE SAINT-THOMAS, 3.

1861.

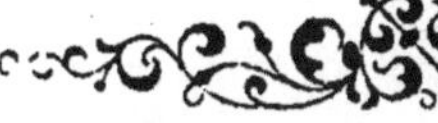

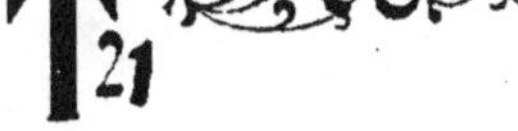

LA MÉDECINE

SON ESPRIT ET SA MISSION
SON CARACTÈRE D'ART ET DE SCIENCE.

DISCOURS D'OUVERTURE

DU

COURS DE CLINIQUE MÉDICALE

PRONONCÉ LE 19 NOVEMBRE 1861

PAR

LE PROFESSEUR CH. SCHÜTZENBERGER.

STRASBOURG

IMPRIMERIE DE G. SILBERMANN, PLACE SAINT-THOMAS, 3.

1861.

LA MÉDECINE

SON ESPRIT ET SA MISSION

SON CARACTÈRE D'ART ET DE SCIENCE.

Messieurs,

Je ne connais pas de sphère d'activité plus digne et peu d'études plus intéressantes que celle de la médecine. Ce n'est pas un enthousiasme jeune et plein d'illusion qui m'inspire ces paroles; elles sont l'expression d'une conviction profonde, mûrie par l'expérience et la réflexion. Cette conviction, je voudrais vous la faire partager. Chargé de guider vos premiers pas dans la pratique médicale, je ne saurais remplir dignement ma tâche, si vous n'apportiez ici qu'une bonne volonté ordinaire et plus ou moins passive. J'ai besoin avant tout de votre concours spontané et je dois pouvoir compter sur votre propre initiative.

Il faut que nos travaux communs aient aussi pour nous un commun intérêt. Pour étudier avec fruit la médecine, pour la pratiquer avec succès, il faut, avant tout, l'*aimer*. Quand on est jeune, l'enthousiasme, la passion même, n'y gâtent rien; mais l'attrait qui vous a fait entrer librement dans la carrière, doit se fortifier par la réflexion; la raison seule peut en assurer la puissance et la durée.

Je ne pense donc pas faire une œuvre inutile, en consacrant la première de nos leçons cliniques à quelques considérations générales sur la médecine.

Je veux vous montrer son origine, vous faire apprécier la valeur et l'esprit de sa mission, la nature et le caractère essentiel de son activité pratique, sa portée et ses tendances scientifiques.

La souffrance et la douleur produites par les maladies, les sentiments instinctifs de dégoût, d'horreur et de compassion qu'elles inspirent, la crainte de la mort ont irrésistiblement poussé l'activité humaine à combattre ce qui s'impose comme une idée de *mal*, à l'intelligence la plus primitive et la moins cultivée.

A l'idée d'un *mal* (*la maladie et la mort*) à écarter, répond par opposition, et tout naturellement, celle d'un *bien* (*la santé et la vie*), à conserver et à maintenir. De là, la double mission que la médecine s'est imposée dès l'origine, et, si je puis dire, sous la pression des nécessités instinctives de la vie :

La mission de conserver la santé et celle de guérir les maladies ou de soulager les malades.

Commandée par l'une des premières exigences de la nature physique de l'homme, la médecine répond à un *intérêt* individuel et social d'une immense valeur.

Tout homme, quelle que soit sa condition, cherche à conserver les plus précieux des biens, la santé et la vie; malade et souffrant, il a besoin de secours et réclame l'assistance médicale.

Chaque famille est intéressée à la santé de ses membres. La maladie et la mort, c'est le trouble, c'est l'inquiétude, c'est la désolation au foyer domestique; c'est quelquefois sa ruine.

Dans une sphère plus étendue, il importe à tous et à chacun que les causes de maladie et de mortalité soient amoindries et l'assistance médicale assurée. La solidarité qui unit entre eux les membres d'une même famille s'étend à la Société tout entière.

La mort d'un homme peut compromettre et changer les destinées d'une nation; celle d'un homme de bien, d'un homme de génie, est toujours une calamité publique.

Partout où l'homme est associé à l'homme dans un but commun, la médecine répond à un intérêt collectif et social. Le maître qui n'a que des esclaves est intéressé à la conservation de sa propriété, le seigneur féodal à celle de ses serfs, le despote à celle de ses sujets, le général d'armée à celle de ses soldats. L'état périclite, quand la population est décimée par la maladie, quand elle s'épuise ou quand elle s'étiole.

Aussi, dans toute société civilisée, la médecine devient inévitablement une des plus importantes fonctions sociales. Partout où le gouvernement, quelle que soit sa forme, a la conscience de sa mission, la médecine a sa place parmi les institutions; son rang est d'autant plus élevé que la civilisation est plus près de son origine, ou plus avancée et plus régulière dans son développement. Dans le premier cas, la médecine est assimilée aux choses divines et se confond avec le sacerdoce; dans le second cas, elle est estimée à ce que vaut la vie humaine devant la conscience publique. La barbarie et les civilisations déviées, corrompues ou en décadence, sont les seules qui n'attachent pas plus d'importance à la médecine que de respect à la vie des hommes.

Si l'intérêt, ce grand mobile de l'activité humaine, fait tout d'abord de la pratique médicale une nécessité, la médecine a sa source aussi dans un des sentiments les plus nobles du cœur humain, et répond, d'un autre côté, à ce qu'il y a de plus élevé dans notre nature morale. A mesure que la conscience s'éclaire, la compassion instinctive pour la souffrance d'autrui s'épure; elle s'élève et se transforme en une idée morale et religieuse, celle du *devoir*, dont l'expression la plus élevée et la plus pure se résume dans l'amour de l'homme pour son semblable, dans la charité, dans le dévouement à l'humanité souffrante.

La tradition nous montre la médecine et la religion confondues chez les peuples primitifs. Les prescriptions de l'hygiène prennent la forme de commandements divins: c'est dans les temples et par les prêtres que la médecine s'exerce; les plus grands génies religieux, les initiateurs de l'humanité la pratiquent. Le Christ lui-même guérit des malades et ressuscite des morts. Le christianisme fonde des corporations religieuses dévouées au traitement des malades, il a créé les hôpitaux, les asiles et multiplié sous toutes les formes les institutions d'assistance médicale.

Si depuis des siècles la médecine a cessé d'être pratiquée dans les temples par les castes sacerdotales, si elle est devenue une *profession libérale*, cesse-t-elle pour cela d'être inspirée par le plus profond sentiment humanitaire?

Pourquoi donc le médecin le plus obscur affronte-t-il incessamment ce qui frappe de terreur les âmes vulgaires? La contagion, l'infection, le miasme pestilentiel des épidémies sont des dangers qu'il brave, non pas une fois, par hasard, et sous les regards du monde; mais tous les jours, obscurément, sans espoir ni de rétribution ni de distinction; tantôt dans le réduit infect du pauvre, dans le hameau écarté, dans l'asile de la misère, dans les hôpitaux. Incessamment, la mort menace celui qui lui dispute ses victimes. Elle le menace insidieuse au lit du malade. Elle le menace brutalement quand, sous les balles du champ de bataille, il vient panser la blessure de l'ennemi jeté à terre; elle l'atteint presque sûrement quand, après le carnage, ces milliers de blessés, amis et ennemis, encombrent les ambulances et les hôpitaux, exhalant par tous les pores l'infection du terrible typhus. Le médecin le sait et il ne recule pas! Car, s'il y va de sa vie, il y va aussi de son honneur, et l'honneur du médecin c'est précisément son dévouement à l'humanité!

Quelle est, je le demande, la profession qui donne autant et reçoit aussi peu? Le praticien ne donne-t-il pas incessamment, obscurément, à titre gratuit, le meilleur de son temps et de ses forces? Sous toutes les formes on fait appel au dévouement désintéressé du médecin. Dans les conseils de l'administration, devant les tribunaux où le juge réclame ses lumières, dans les asiles ouverts par la charité publique ou privée, dans les institutions d'assistance et de secours mutuels, en tout et partout le médecin répond à l'appel, *donne* son travail, prodigue sa science et sa vie.

Le génie lui-même n'aspire qu'à vulgariser ses découvertes. Le brevet d'invention dont l'industriel se glorifie, serait un *déshonneur* pour le médecin.

Le monde, le public trouvent cela si naturel, cela est entré si avant dans les habitudes que, l'ingratitude aidant, la libéralité et le dévouement ont fini par compromettre sérieusement l'avenir professionnel, l'existence matérielle même du plus grand nombre des membres du corps médical.

Je ne veux pas cacher sous des fleurs de rhétorique les misères qui vous attendent, les dégoûts dont vous serez abreuvés. Aujourd'hui la société vous demande de longues études, des garanties sérieuses et *nullement gratuites* de science et de capacité pratique. Demain elle vous demandera, elle acceptera votre dévouement sous toutes les formes. Mais n'attendez en retour ni grande garantie pour votre exercice professionnel, ni grande reconnaissance, ni grande distinction!

Et cependant elle est belle la profession de médecin et vous l'aimerez d'autant plus que vous lui aurez porté plus de sacrifices! Car ce qui l'ennoblit ce n'est ni sa valeur matérielle ni les rares distinctions accordées à quelques élus : c'est avant tout sa valeur morale.

Cette valeur est indépendante de toute position officielle. Quelle que soit celle que vous occuperez un jour dans la hiérarchie médicale, vous pourrez y porter haut la conscience des services rendus et de votre dignité morale. Elle peut appartenir au modeste praticien qui chevauche péniblement à travers la neige des montagnes, au même titre, qu'au docteur élégant qui roule en équipage sur le pavé des capitales.

La confraternité médicale est le symbole de cette égalité; elle place au même rang de dignité le médecin du pauvre et le médecin du riche, le docteur en habit noir et le docteur en uniforme de soldat. Car partout où elle s'exerce, la médecine est au service de l'humanité.

C'est dans sa propre conscience que le médecin doit puiser incessamment force et courage; c'est là qu'il trouvera le plus puissant stimulant pour s'élever et se maintenir partout et toujours à la hauteur de sa mission. S'il y réussit, l'exercice même de sa profession lui réserve les plus grandes, les plus nobles récompenses; il y trouvera les joies les plus vives. Et ici, je ne fais pas allusion aux émotions profondes réservées à l'homme de génie qui, reculant les limites de l'art, peut se dire: *j'ai bien mérité de l'humanité!* Je veux parler de ce que peut donner la pratique usuelle au médecin le plus modeste.

Conserver un chef à sa famille, une mère à ses enfants, un enfant à ses parents; rendre la santé à l'ouvrier qui n'a que ses bras pour préserver les siens de la misère; amener à la lumière l'enfant que la mort dispute à la vie, le donner une seconde fois à sa mère, il y a là pour la consience médicale de ces joies intimes qui compensent bien des déboires.

Dans toutes les branches de l'activité professionnelle le succès porte avec lui sa plus belle récompense.

L'hygiéniste, qui par ses conseils délivre toute une population d'un foyer de maladie et de mort ou qui neutralise les effets délétères d'une de ces terribles professions qui moissonnent toute une classe ouvrière, n'a-t-il pas dans l'intimité de sa conscience de quoi le dédommager largement de ses veilles et de ses travaux? Quand le chirurgien redresse un membre, quand il a fait disparaître une difformité hideuse, rétabli l'intégrité d'un organe ou d'une fonction, lui, si froid en apparence, lui si maître de lui-même, s'abandonne sans réserve aux douces émotions du succès. Succès d'artiste, sans doute, mais avant tout aussi succès d'humanité.

Mais à côté du succès il y a aussi les revers, il y a l'impuissance de l'art, il y a notre propre insuffisance.

Si le sentiment de l'impuissance de l'art est souvent navrant, il est aussi le stimulant qui pousse incessamment à la recherche de nouveaux moyens d'action plus efficaces et plus sûrs. Et si vous êtes en face d'un mal sans remède, vous pouvez encore soulager souvent, consoler toujours!

Mais je ne connais pas de situation plus triste, plus douloureuse, plus effrayante que celle que donne la conscience de notre propre insuffisance. Je voudrais pouvoir vous mettre, dès aujourd'hui, face à face avec les angoisses du malheureux qui ne peut rien, parce qu'il ne sait rien ou parce qu'il ne sait pas assez. Quelle responsabilité écrasante! Quels navrants regrets! Quels remords terribles, mais stériles! Ils étaient là ces trésors de science et d'expérience; ils s'étaient présentés sous toutes les formes, dans les livres des bibliothèques, dans le grand livre de la nature, dans les amphithéâtres, dans les hôpitaux, dans les leçons des maîtres; on pouvait y puiser à pleines mains et se préparer dignement à une haute et noble mission. Ni le temps ni l'occasion n'ont fait défaut. Mais le temps du travail s'est gaspillé dans de futiles plaisirs et l'occasion fugitive n'est plus revenue!

Trop tard on s'est remis à l'œuvre. Au lieu de science et d'expérience on n'a plus pu s'assimiler que des matières d'examens! Ils sont enfin passés ces actes probatoires qui donnent le titre et la licence; on est heureux un jour, malheureux pour la vie. Car malheur à celui qui entre par cette porte dans la profession médicale! Malheur s'il a une conscience! Malheur encore s'il parvient à l'étouffer.

Cette situation ne sera celle d'aucun d'entre vous, je l'espère et j'y compte. Dès aujourd'hui vous avez compris que si la médecine est une grande et belle mission, elle impose aussi de grands et rigides devoirs!

Je viens d'esquisser à grands traits la mission et l'esprit de la médecine. Reste à l'apprécier en elle-même, dans son caractère essentiel *d'art* et de *science.*

Guérir les maladies et conserver la santé, tel est, vous le savez, le but essentiel de la médecine. Pour atteindre ce but, pour réaliser sa mission, la pratique médicale ne peut suivre qu'une voie générale : *Employer ce qui est utile, écarter ce qui est nuisible.* L'essence de la pratique est là. C'est à cela qu'aboutissent tout l'art, toute tendance pratique de la science médicale.

L'instinct domine l'activité de la brute et la dirige sûrement dans le choix de ce qui est utile ou nuisible à son organisme. L'instinct existe aussi chez l'homme; mais ses inspirations s'affaiblissent, se pervertissent et s'effacent à mesure que l'intelligence, le véritable guide de l'activité humaine, se développe et se fortifie. Chez l'homme le choix est le résultat d'un acte intellectuel, d'un jugement motivé par un raisonnement ou basé sur l'expérience acquise.

L'instinct et l'imitation des actes instinctifs des animaux ont peut-être été le premier guide du tâtonnement pratique, la première source de *l'expérience médicale.*

L'expérience acquise, la notion de ce qui a été utile ou nuisible, a pu guider la pratique ultérieure. Mais dès l'origine aussi, et de par les lois de l'intelligence humaine, le raisonnement a fourni son contingent de motifs, contingent nécessaire pour que l'expérience elle-même pût agrandir incessamment la somme de ses notions.

De bonne heure, des hypothèses, des conceptions, des inspirations, des idées plus ou moins justes, plus ou moins erronées, superstitieuses, absurdes même sur les causes du mal, sur sa nature, sur les remèdes et leur mode d'action, sont intervenues dans la pratique. Ébauches informes de l'esprit scientifique, elles donnent, dès l'origine, à la médecine le caractère d'une indissoluble combinaison d'expérience et de théories, d'empirisme et de rationalisme, qui domine tout son développement historique.

Par degrés et à travers les siècles, la somme des notions expérimentales s'est augmentée, et la pratique a pu s'appuyer sur une base de plus en plus solide; mais simultanément aussi le corps humain et ses fonctions, les conditions de l'état de santé, les causes et la nature des maladies, les remèdes et leur mode d'action ont fait l'objet d'investigations incessantes. A leur tour, ces investigations ont fourni des notions de plus en plus nombreuses, de plus en plus exactes, et dès lors les vagues conceptions primitives se sont transformées en un ensemble de notions coordonnées, en théories plus ou moins scientifiques, en corps de doctrines.

Ce double développement, non pas parallèle, mais intimement associé, imprime à la médecine son caractère indélébile à la fois *théorique* et *pratique*. Serait-ce en raison de ce double caractère, que la médecine peut être légitimement considérée comme un *art*, quand il s'agit de pratique, comme une *science*, quand il s'agit de théorie ?

On l'a dit et répété, et cependant c'est un erreur.

S'il en était ainsi, le caractère *artistique* appartiendrait à une foule d'*industries*, qui, comme la médecine, s'appuient sur l'expérience acquise, sur le raisonnement et sur des théories plus ou moins scientifiques.

Et d'un autre côté, toute *technologie* serait une *science*.

Non, Messieurs, seule, l'interprétation théorique de nos actes pratiques ne donnerait pas plus à la médecine le caractère d'une science que l'intervention de la théorie dans la pratique ne constitue le caractère essentiel de l'art.

Il faut autre chose encore. Il faut chercher plus haut et plus loin.

Si la médecine pratique est en réalité un art, c'est dans le but même qu'elle poursuit que doit se retrouver le caractère essentiel de toute œuvre artistique : un *idéal esthétique* du *bien* et du *beau*.

Le *bien*, vous l'avez apprécié déjà. Personne ne le conteste. Le *bien*, le médecin le réalise plus qu'aucun autre artiste.

Mais le *beau ?* Il ne frappe guère dans nos œuvres. Certes, ce n'est pas là l'impression que vous venez d'emporter de ce qui se pratique dans nos salles de malades.

Ne vous arrêtez pas à la surface ; creusez davantage la question du but pratique de la médecine ; demandez-vous à quelle idée aboutissent en définitif tous nos actes pratiques ; demandez-vous ce que veut, ce que cherche le médecin en guérissant la maladie, en conservant la santé, et bientôt vous serez en face de notre *idéal artistique*.

La santé, ce souverain bien, dont la médecine poursuit incessamment la réalisation. Qu'est-elle donc en elle-même, si ce n'est l'idéal de l'évolution régulière et normale de la vie? Cet idéal se caractérise d'un côté par la perfection de la composition matérielle de l'organisme, de l'autre par la concordance et l'harmonie de ses fonctions. Il représente, à la fois, l'idée *du bien* et *du beau*.

Du bien, dans le fonctionnement régulier des organes, dans le développement typique de l'organisme tout entier, qui permettent à la personnalité humaine d'accomplir sa destinée terrestre.

Du beau, dans la *forme* de l'ensemble et de chacune des parties constituantes de l'organisme, aussi bien que dans *l'harmonie* de cet admirable mécanisme réalisé par l'organisation vivante.

Tout ce qui s'écarte de cet idéal, reproduit plus ou moins l'idée du *mal* et du *laid*.

Du mal, par le trouble des fonctions qui engendre à son tour la douleur, la souffrance et la mort.

Du laid, par les modifications dans la forme des organes, par le désordre substitué à l'harmonie fonctionnelle. Or ce sont là précisément les caractères empiriques les plus généraux des maladies, ceux qui servent souvent à *définir* la maladie elle-même.

Aussi les maladies inspirent-elles également la compassion, le dégoût et l'horreur. Elles sont un mal ; elles sont matériellement hideuses et provoquent cette impression instinctive chez tous les hommes.

En conservant la santé, en guérissant les maladies, la médecine poursuit donc également la réalisation du *bien* et du *beau*. Son but, dans sa tendance la plus élevée, est un but *esthétique*, et c'est là aussi ce qui lui imprime le caractère essentiel de *l'art*.

L'idéal de l'art médical ne le cède en rien à celui des autres arts. L'idéal d'un organisme vivant parfait vaut bien la plus parfaite beauté de forme conçue par Phidias.

Mais l'art médical a un *caractère spécial* qui établit entre lui et les autres arts une différence profonde.

Le médecin ne dispose pas en maître des éléments générateurs qui doivent réaliser l'idéal qu'il a conçu. L'art médical n'est pas un art créateur, et c'est à tort que l'on voudrait l'assimiler à la peinture, à la sculpture, à la musique, à la poésie.

Là, tout appartient à l'artiste; sa propre individualité domine; il est maître et créateur. La pensée et l'œuvre, le sentiment et son expression, l'idéal et sa forme émanent également de son génie.

Avec un pinceau, de la toile et des couleurs, le peintre réalise son idéal de beauté, ou donne une forme à sa conception artistique.

Il n'en est pas de même en médecine. Partout et toujours le médecin est en face d'un fait concret, d'une création donnée, d'un être qui obéit à ses propres lois, d'un organisme individuel et autonome.

L'organisation et la vie sont la réalisation de la pensée de Dieu. L'œuvre était parfaite, l'idéal s'est trouvé réalisé par l'acte même de la création de l'homme.

L'observation et la science donnent au médecin la connaissance de l'organisation vivante, il en abstrait l'idéal qu'il se forme de sa perfection, et n'est appelé qu'à maintenir ce type éternel de bien et de beau dans la voie de son développement régulier et normal.

L'art médical est un art *conservateur* et *réparateur*. C'est là son premier caractère essentiel et distinctif. Il y a plus.

L'art médical non-seulement ne réalise pas son idéal par une création nouvelle, mais encore il n'a d'influence et d'action sur l'organisme déjà créé, qu'en tant qu'il utilise les lois qui règlent toutes les manifestations de la vie. Il est le ministre de la vie autonome, ou comme disaient déjà les anciens, de la nature, *naturæ minister;* il n'en est pas le maître et le dominateur.

Il ne peut rien sur l'essence de cette force inconnue qui n'obéit qu'à ses propres lois. Du moment de la fécondation de l'œuf, c'est elle qui par une admirable évolution fait d'une cellule un organisme. Dans l'organisme développé, elle anime et entretient les propriétés distinctes de chaque cellule, de chaque fibre, de chaque organe; maintient l'harmonie et la concordance dans les actes les plus complexes du plus merveilleux mécanisme.

Les manifestations de l'autonomie organique et vivante ne sont cependant ni entièrement indépentantes ni entièrement libres. Elles sont subordonnées au contraire à des conditions extérieures. Les unes sont nécessaires et favorables à une évolution régulière[1], d'autres sont accidentelles et peuvent être ou absolument nuisibles ou indifférentes, délétères, ou même favorables selon les circonstances[2].

Cette dépendance existe pour l'organisme vivant dans sa totalité; elle existe aussi pour chaque appareil, pour chaque organe et leurs fonctions, pour chaque tissu, pour chaque fibre, pour chaque cellule et leurs propriétés.

L'*essence* de l'autonomie vivante est *immuable;* mais les *conditions* matérielles et dynamiques de ses manifestations, et partant ces manifestations elles-mêmes, sont *variables* et par leur nature susceptibles d'être modifiées.

Cette variabilité représente l'élément générateur des maladies; mais elle représente aussi le levier et le point d'appui de la puissance de l'art.

En elles-mêmes, dans l'essence de leur nature, les maladies comme la santé, ne sont que des manifestations de la vie.

La *santé,* c'est l'organisation vivante placée dans des conditions concordantes avec son évolution régulière, normale et typique.

Pour conserver la santé, l'*art* n'a d'action qu'en tant qu'il place l'organisation dans les meilleures conditions possibles, en écartant celles qui sont reconnues nuisibles, en amenant celles qui sont reconnues favorables.

Dans la maladie, rien n'est changé dans l'essence même de l'organisation vivante. L'autonomie organique n'est pas détruite; elle n'est nullement modifiée dans sa nature intime. Les manifestations morbides qui frappent par leur étrangeté, ne sont anormales que parce que l'organisation vivante est elle-même placée dans des conditions anormales. Ces conditions peuvent être des modifications matérielles, physiques ou chimiques plus ou moins profondes et facile-

[1] Les aliments, l'air, la chaleur, la lumière etc.

[2] Les agents médicamenteux, poisons, influences, mécaniques etc.

ment appréciables ou seulement des modifications de quantité ou de qualité des excitants fonctionnels. Quelle que soit la nature de la modification initiale qui provoque des manifestations morbides, ces manifestations ne sont et ne peuvent être que l'expression des propriétés et des lois éternelles qui régissent les phénomènes organiques tant que la vie n'est pas éteinte.

Enfin, le retour à l'état de santé, la *guérison*, dans l'essence de sa nature n'est elle aussi qu'une manifestation de l'organisation vivante, obéissant à ses lois primordiales.

Quand les conditions pathogéniques ont cessé d'agir, quand elles ont pu être neutralisées, l'autonomie organique (*la nature*) tend à réparer elle-même les altérations produites et revient à son évolution régulière et typique. Aussi beaucoup de maladies guérissent-elles *spontanément*, *sans* les secours de l'art et même *malgré* l'intervention médicale.

L'art ne peut amener la guérison qu'en favorisant les actes organiques qui la constituent, en mettant l'organisme vivant dans les conditions qui les provoquent. Si l'art intervient, c'est pour faire disparaître des causes de trouble et de perturbation; pour réaliser tout ce qui peut être favorable à la guérison, pour écarter tout ce qui peut y mettre obstacle. Le traitement hygiénique le plus simple, l'intervention chirurgicale la plus profonde ne tendent pas à autre chose qu'à produire des conditions nouvelles qui permettent à l'autonomie organique de rentrer dans la voie qui se rapproche le plus d'une évolution régulière et typique.

La santé, la maladie, la guérison, en tant que manifestations de l'autonomie organique, sont donc, au même titre, des *phénomènes naturels*. Or un axiome qui domine tous les phénomènes de ce genre, c'est la fixité des lois qui les régissent. Il en résulte que les mêmes causes, agissant dans des conditions sensiblement les mêmes, doivent produire aussi les mêmes effets. C'est en vertu de ce principe que l'art médical est un art *subordonné à l'expérience et à la science*.

C'est en vertu de ce principe que la médecine n'est pas seulement un art, mais une science expérimentale, et que l'art n'a pas de point d'appui plus solide que la science et l'expérience acquise.

L'art médical n'est pas une œuvre d'inspiration : c'est avant tout une œuvre d'observation et de raisonnement basée sur une science positive : c'est l'application à un cas particulier des données fournies par l'expérience et la science traditionnelle, et quand le médecin invente et crée, ce sont des procédés et des méthodes plus sûres ou nouvelles en vue de réaliser certaines conditions dont il prévoit la nécessité ou l'opportunité. La première qualité de l'artiste en médecine c'est la science et l'expérience. Le médecin ne voit, il ne prévoit, il ne peut quelque chose qu'autant qu'il *sait*.

Qu'est-ce en effet que l'art de guérir, non plus dans son but, mais en lui-même, dans son œuvre pratique?

Vous voici en face d'un organisme malade. Comment faire pour choisir ce qui peut être utile ou nuisible?

Le jugement de ce qu'il faut faire ou ne pas faire, l'appréciation des conditions qu'il serait avantageux de réaliser, ou des modifications qu'il serait nécessaire de produire dans l'organisme pour favoriser la guérison, *l'indication thérapeutique* en un mot, n'est-elle pas la première condition du choix des moyens?

Comment poser cette indication si vous n'êtes pas en mesure de prévoir la marche de la maladie abandonnée à elle-même, ses terminaisons, son évolution possible ou probable, soit sous l'influence des conditions actuellement existantes, soit sous l'influence d'autres conditions qui peuvent être artificiellement produites? Or, pour l'appréciation des modifications à produire, aussi bien que pour vos prévisions, pour l'indication thérapeutique aussi bien que pour le pronostic, les éléments du jugement ne peuvent être fournis que par la science ou par l'expérience acquise.

La science seule peut vous révéler le mécanisme de la guérison ; elle seule peut vous faire apprécier les modifications qu'il serait avantageux de produire, et l'expérience appuie le raisonnement qui vous guide dans le choix des moyens.

Mais ce n'est pas tout. L'art de la prévision, le pronostic lui-même serait-il possible si vous n'aviez pas acquis au préalable une connaissance exacte de l'état du malade, si vous n'aviez pas déterminé, par l'observation, l'analyse et la synthèse clinique, le siége et la nature de la maladie, avec toutes les particularités qu'elle présente dans le cas spécial ? A quelle source puiserez-vous les données nécessaires au diagnostic différentiel des maladies, les règles de l'observation, les méthodes et les procédés d'analyse? Ici encore il faut en appeler à ce que vingt siècles de travaux scientifiques et de découvertes techniques nous ont légué.

Vous le voyez, l'art de guérir n'est pas une œuvre d'artiste comme une autre. L'intervention pratique nécessite avant tout la solution *successive* d'une série de problèmes hiérarchiquement coordonnés. Ce n'est qu'en tant que le diagnostic, le pronostic et l'indication thérapeutique sont rigoureusement formulés qu'il peut être question du choix d'un moyen d'action, d'un remède, d'une médication ou d'une méthode de traitement.

Les données de la science mettent seules le médecin en mesure d'accomplir cette première partie de son œuvre pratique, et ici l'artiste ne vaut que ce que vaut le savant. Mais supposons l'indication thérapeutique posée, il faut choisir, diriger, régler l'emploi des moyens qui peuvent réaliser l'indication.

Ces moyens peuvent être de trois ordres : ils peuvent être hygiéniques, pharmaceutiques ou chirurgicaux. Certes, ils ne se trouvent pas d'inspiration ; il faut les connaître en eux-mêmes d'abord et dans leurs effets sur l'organisme. Nouvel appel à la science, appel à l'hygiène, à la pharmacodynamique, à la médecine opératoire.

L'acte pratique lui-même, la prescription des moyens hygiéniques et pharmaceutiques, l'art de formuler, la posologie reposent sur des données expérimentales et scientifiques positives.

Dans l'emploi des moyens chirurgicaux, l'artiste exécute lui-même sur l'organisme des opérations manuelles jugées nécessaires ou utiles. Mais la médecine opératoire repose sur une technologie des plus savantes sur la science la plus positive.

Un grand maître dont j'honore la science et le talent artistique, M. TROUSSEAU, a formulé sur l'art de guérir une opinion qui ne tendrait à rien moins qu'à faire de la médecine une œuvre de fantaisie individuelle. Voici ce qu'il dit à cet égard :

« Ce qui constitue l'art, c'est de créer des manifestations, *sans liaison calculée avec les éléments générateurs*, ce qui implique *l'impossibilité* de la formule, ce qui implique l'idée d'individualité » ; et plus loin[1] :

« Les résultats de l'art sont essentiellement variés et variables, et l'artiste est d'autant plus artiste qu'il est plus individuel. »

Cette définition de l'art, en tout cas insuffisante pour caractériser les arts en général, peut avoir quelque chose de vrai pour la musique; mais elle est tout à fait inacceptable quand on l'applique à la médecine.

Si les résultats de l'art médical *étaient essentiellement variés et variables*, *sans liaison précise avec les éléments générateurs*, que deviendraient donc les lois immuables de l'économie vivante, que deviendrait la science d'abord; mais avant tout, comment et avec quoi se constitueraient l'expérience, les règles et les préceptes dont l'art de guérir n'est qu'une incessante application?

Sans doute l'individualité de chaque organisme malade imprime une physionomie spéciale à l'évolution morbide dans chaque cas particulier; mais la physionomie spéciale n'exclut pas les caractères communs, elle n'exclut l'identité de nature des modes morbides pas plus que la diversité des traits du visage n'exclue l'identité de la nature humaine.

L'individualité des malades explique au contraire la variété de certains résultats pratiques; l'art en tient grand compte dans ses préceptes; mais elle est loin de rendre toute règle, tout précepte, toute formule illusoires.

Quant à l'individualité du médecin, qui donc pourrait soutenir qu'elle n'a point d'importance et que l'excellence de l'œuvre médicale ne dépend pas de l'excellence de l'artiste?

Après la science et l'expérience personnelle, les qualités artistiques du médecin, celles qui donnent l'empreinte à son individualité, c'est son talent, son esprit d'observation; c'est cette faculté merveilleuse et complexe de voir les choses telles qu'elles sont dans la réalité objective de l'organisme malade; c'est le génie d'investigation qui lui permet de voir et de trouver ce qui existe en réalité mais ce

[1] *Clinique méd. de l'Hôtel-Dieu de Paris. Introduction*, p. XLVII.

que d'autres ne voient pas et n'ont pas su trouver avant lui; c'est sa sagacité à découvrir la nature et le siége du mal; c'est la profondeur et la rectitude de son jugement, quand il s'agit de prévoir ce qui peut et doit arriver dans les conditions données; c'est la sûreté de son appréciation de ce qui peut être utile ou nuisible, son tact à déterminer l'opportunité des remèdes; c'est son habileté pratique à manier les médications, à exécuter les opérations nécessaires; c'est son génie inventif et créateur enfin, en quête de moyens d'action nouveaux plus efficaces ou plus sûrs.

La part de l'individualité est grande dans la pratique de l'art de guérir comme dans l'exécution de toute œuvre humaine; mais l'individualité artistique n'est pas le caractère essentiel de l'art médical, car en dehors de l'artiste il y a aussi la technologie, *l'art formulé* en corps de doctrine, et cette technologie précisément repose sur une *science autonome et positive.*

Oui! la médecine est une *science autonome;* car les manifestations de l'organisme vivant dont elle s'occupe représentent une série de phénomènes particuliers, reliés entre eux par un *principe unitaire*, régis pas des lois spéciales, et c'est là le caractère essentiel de toute *science.*

Si le temps me le permettait je vous montrerais la science médicale fractionnée en deux ordres de corps de doctrines, différentes dans leur point de vue de systématisation, mais unitaires dens leur objet et leur principe.

D'un côté nous trouverions ces belles et vastes sciences qui nous révèlent les mystères de l'organisation et de la vie sans s'occuper des applications pratiques.

C'est la science pure et ses divisions fondamentales, l'histologie, l'anatomie, la physiologie ou mieux la biologie normale et pathologique avec toutes les sciences accessoires nécessaires à la connaissance et à la compréhension des phénomènes complexes de la vie.

D'autre part, vous trouverez des corps de doctrines plus spécialement constitués en vue de la pratique médicale. L'objet est le même. L'organisation et la vie en représentent l'élément essentiel. Mais le but et la systématisation sont différents. Ce but n'est plus de mettre en évidence l'organisation et la vie en elle-même, mais celui de faire connaître et comprendre les règles et les préceptes de l'art qui maintient et ramène l'organisme vivant dans la voie de son développement normal. Si ces corps de doctrine exposent et résument souvent les notions de la science pure, c'est plus spécialement en vue de leur application. Mais ce qui les distingue, c'est qu'ils renferment en outre tout ce que vingt siècles de travaux, d'investigation et de génie ont conquis à l'expérience pratique.

Véritables technologies scientifiques, elles exposent les règles et les préceptes de l'art; mais en même temps elles font intervenir la science de l'organisation et de la vie, aussi bien que d'autres minces *accessoires* (chimie, physique, histoire naturelle) et moins essentielles, en vue de rendre ces règles et ces préceptes de plus en plus compréhensibles, de plus en plus *rationnels*.

Dans ce vaste et beau domaine nous apparaîtrait l'hygiène, la pathologie médico-chirurgicale, la tokologie.

Là encore vous trouverez ces nombreux corps de doctrine constitués plus spécialement en vue de la solution des problèmes cliniques : la séméiotique, la méthodologie du diagnostic; la thérapeutique enfin et les doctrines afférentes, la matière médicale, la pharmaco-dynamique, la pharmacie, la médecine opératoire.

Puis encore les spécialités, ces derniers rameaux de la science appliquée et qui n'ont de valeur, de dignité, de séve et de vigueur, que reliées à leur commune origine.

Un autre point de vue de systématisation est celui de la médecine légale, qui résume et coordonne les notions de la science médicale en vue de leurs applications à l'art de résoudre les questions médicales formulées par les magistrats.

En dehors de la science pure et des technologies qui répondent plus spécialement aux exigences de la pratique, vous apparaîtraient enfin l'*histoire* et la *philosophie de la médecine*.

L'histoire nous révèle l'évolution de la science et de l'art, leur origine obscure et mystérieuse, leur lent et douloureux développement, leurs tristes aberrations et les phases glorieuses de leur féconde virilité.

La *philosophie* éclaire de son flambeau les mystérieuses profondeurs de la nature de la médecine, des faits médicaux et de leurs rapports; elle met en évidence la raison d'être des choses médicales ; elle nous donne la clef du passé du présent et de l'avenir de la science et de l'art ; elle formule leurs méthodes générales, assure à l'esprit scientifique un *criterium* de la vérité des faits, des théories et des doctrines.

La valeur des différents corps de doctrines, dont l'ensemble constitue la science médicale, leurs rapports nécessaires, leur solidarité, leur hiérarchie peuvent être facilement appréciés pour tout esprit qui réfléchit.

Déjà vous avez compris que les technologies représentent le fond essentiel de science et de savoir, indispensable à tout praticien. Mais vous avez compris aussi que la science de l'organisation et de la vie est le point de départ de toute étude sérieuse, la source de toute compréhension positive, de toute interprétation rationnelle, de toute inspiration artistique féconde.

Si, comme praticiens, nous attachons plus d'importance à ce qui est plus directement, plus évidemment utile, n'oublions pas que les progrès de l'art sont subordonnés aux progrès de la science, et que rien de ce qui touche, de près ou de loin, à une connaissance plus approfondie de l'organisme ne saurait être indifférent au médecin.

Un attrait irrésistible vous ramènera au besoin à ces études purement scientifiques, qui, elles aussi, donnent de grandes et nobles jouissances.

Puis, quand vous aurez dignement rempli la tâche de labeur que chaque jour impose, vous trouverez encore dans l'histoire et la philosophie de la médecine une étude qui élève l'intelligence et retrempe le courage.

Par cette rapide esquisse, j'ai voulu vous montrer, d'un coup d'œil, les principales faces de la médecine. Mon but est atteint, si j'ai pu fortifier votre amour éclairé, profond et durable :

Pour une profession libérale qui demande le dévouement et l'abnégation à des hommes de cœur et d'intelligence ;

Pour un art digne d'être cultivé par des esprits d'élite et des hommes de bien ;

Pour une science où les découvertes du génie deviennent des bienfaits pour l'humanité.

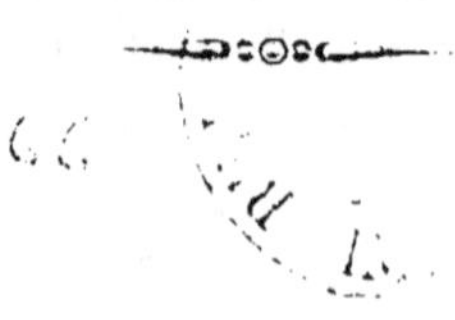

www.ingramcontent.com/pod-product-compliance
Lightning Source LLC
LaVergne TN
LVHW052031160826
845678LV00003B/1282

9782329640204